Depression

Welchen positiven Einfluss Ernährung und Bewegung auf Depression haben können

Laura Schröpp

1. Auflage

Inhaltsverzeichnis

Einleitung

Es gibt viele Faktoren warum eine Depression entstehen kann. Der Verlust eines geliebten Menschen, die Entlassung, das Ende einer langen Beziehung, verschiedene belastende Ereignisse und / oder ein Ungleichgewicht in der Gehirnchemie sind einige der häufigsten Faktoren, die Depressionen verursachen können. Menschen mit einer depressiven Stimmung haben im Allgemeinen das Gefühl der Hoffnungslosigkeit, Traurigkeit, Hilflosigkeit, Schuld, Wut, Leere und Wertlosigkeit.

Depressionen betreffen nicht alle Menschen in gleicher Weise. Bei einigen kann ein großer Appetitverlust entstehen, während andere wiederum im Übermaß Nahrung zu sich nehmen. Menschen mit Depressionen haben es im Allgemeinen schwer, sich zu konzentrieren, Entscheidungen zu treffen und sich an Details zu erinnern. Auch wenn Depressionen weit verbreitet sind und seit langem untersucht

werden, gibt es immer noch keine Heilung. Rund 322 Millionen Menschen leiden weltweit an Depressionen und sind damit die führende Ursache für Beeinträchtigungen. In Deutschland sollen es in etwa 4,1 Millionen Menschen sein, das sind 5,2 Prozent der Bevölkerung.
Die gute Nachricht ist, dass Depressionen vollständig behandelbar sind. Sprechen Sie in jedem Fall mit Ihrem Arzt über mögliche Behandlungen. Es gibt aber auch viele Dinge, die Sie selbst tun können, um sich besser zu fühlen.

Einige dieser Methoden sind Stressabbautechniken, Bewegung, Meditation und Ernährungsumstellungen. Ob Sie es glauben oder nicht, Ihre Ernährung hat einen großen Einfluss; nicht nur auf Ihre körperliche Verfassung, sondern auch auf Ihre allgemeine wie auch psychische Gesundheit. Es ist so wichtig, dass Sie sich gut um sich kümmern, denn das wird bestimmen, wie lange die depressiven Symptome anhalten.

Wie sich Ihre Ernährung auf Depressionen auswirkt

Kann die richtige Ernährung Ihnen dabei helfen, Ihre Depression zu bewältigen und sich besser zu fühlen? Niemand weiß es genau. Störungen der psychischen Gesundheit sind unglaublich komplex, genau wie die Lebensmittel, die wir zu uns nehmen und wie unser Körper sie verarbeitet. Wissenschaftler arbeiten noch daran herauszufinden, wie das Gehirn funktioniert und wie Nährstoffe zu einer besseren psychischen Gesundheit beitragen können. Experten sind sich jedoch einig, dass, wenn der Körper die Nahrung bekommt, die er braucht, alle internen Prozesse optimal funktionieren und dass eine gesunde Ernährung definitiv dazu beitragen kann, dass Sie sich mental gesünder fühlen und eine der besten Selbsthilfemethoden bei Depressionen ist.

Auch wenn wir noch nicht ganz verstehen, wie das Gehirn funktioniert, wissen wir

genug, um zu verstehen, warum die richtige Ernährung gegen Depressionen helfen kann.
Damit das Gehirn effizient arbeiten kann, braucht es viel Energie und die richtigen Nährstoffe. Eine Studie des Department of Epidemiology and Public Health des University College London ergab, dass der Konsum von verarbeiteten Lebensmitteln, die nicht viele Nährstoffe enthalten, das Risiko einer Depression um 60 % erhöht.

Antioxidantien helfen bei der Bekämpfung von Depressionen

Wenn Sie Lebensmittel mit einem hohen Gehalt an Antioxidantien essen, schützen Sie Ihr Gehirn vor schädlichen Molekülen, den sogenannten freien Radikalen, die zu Alterung, Zellschäden und zahlreichen anderen Gesundheitsproblemen führen können.

Auch wenn Sie diese schädlichen Chemikalien durch eine gesunde Ernährung nicht vollständig loswerden können, machen Sie sie „schwächer“ und verhindern sogar, dass sie die anderen Zellen in Ihrem Körper angreifen.

Einige der besten Quellen für Antioxidantien sind Nüsse, Samen, Brokkoli, Orangen, Erdbeeren, Heidelbeeren, Karotten, Spinat, Pfirsiche und viele mehr.

Achten Sie auf Ihr Gewicht

Menschen mit Übergewicht werden eher depressiv. Allerdings ist es auch so, dass Menschen, die depressiv sind, auch eher fettleibig werden. Glücklicherweise ist es so, dass, wenn Sie sich gesund ernähren, Sie auch keine Probleme mit Übergewicht haben werden.
Wenn Sie noch keinen gesunden Ernährungsgewohnheiten nachgehen, dann sollten Sie schnellstmöglich damit beginnen, sonst laufen Sie Gefahr, dass sich Ihr Gesundheitszustand verschlechtern könnte. Depressionen können auch das Risiko des Drogenmissbrauchs erhöhen, was sich noch schlechter auf Ihren Gesundheitszustand auswirken wird .

Mehr Omega-3-Fettsäuren konsumieren

Laut mehrerer Studien haben Omega-3-

Fettsäuren einen großen Einfluss auf Depressionen. Genauer gesagt, ist eine zu geringe Zufuhr von Omega-3-Fettsäuren mit einem höheren Risiko einer Depression verbunden. Das ist nicht wirklich überraschend, wenn man bedenkt, dass unser Gehirn meist aus Fett besteht. Ganz zu schweigen davon, dass 20 % des genannten Fetts von Omega-3-Fettsäuren stammt.
Um Ihre Gehirnfunktionen zu verbessern und das Risiko einer Depression zu verringern, sollten Sie mehr Omega-3-reiche Lebensmittel wie Walnüsse, fettige Wildfische, Leinsamenöl, Fischöl, Chiasamen, Fischrogen, Meeresfrüchte, Spinat und Sojabohnen essen.

B-Komplex-Vitamine

B-Komplex-Vitamine, vor allem Vitamin B12, werden benötigt, um sicherzustellen, dass Ihr neurologisches System reibungslos funktioniert. Wenn Sie mehr Vitamin B12 zu sich nehmen, werden Sie sich erfrischt fühlen und eine bessere Stimmung verspüren.

Um die Aufnahme dieses Vitamins zu erhöhen, können Sie mehr rohe Milchprodukte wie Ziegenmilch, Kefir, Rohkäse, Amasai, Wildlachs, Grasfleisch, Krustentiere, Leber, Eier, Tofu, Sojamilch und Geflügel essen.
Um die Aufnahme anderer B-Vitamine wie Folsäure zu erhöhen, sollten Sie mehr getrocknete Kräuter, Sonnenblumenkerne und Spinat konsumieren.

Die Kraft der Aminosäuren

Serotonin, ein sehr starker Neurotransmitter, der dafür verantwortlich ist, dass Sie sich gut fühlen, wird eigentlich aus einer Aminosäure namens Tryptophan hergestellt. Eine unzureichende Zufuhr dieser Aminosäure erhöht die Wahrscheinlichkeit einer Depression.
Es kann durchaus passieren, dass, wenn Sie zu geringe Mengen Tryptophan über den Tag konsumieren, sich eine schlechte Stimmung bei Ihnen breit machen kann. Die gute Nachricht ist, dass Tryptophan in Lebensmitteln wie Bohnen, Fisch, Fleisch und Eiern enthalten ist.

Beobachten Sie Ihre Zuckeraufnahme

Menschen, die an Diabetes leiden, leiden auch eher an Depressionen. Eine 2005 durchgeführte Studie ergab sogar, dass es einen Zusammenhang zwischen Insulinresistenz und depressiven Symptomen gibt.
Da Zucker in der Lage ist, eine Abnahme Ihrer Insulinempfindlichkeit zu verursachen (dies führt zu Diabetes), ist es nicht verwunderlich, dass es das Risiko, an Depressionen zu erkranken, erhöht. Ganz zu schweigen davon, dass es auch zu einigen hormonellen Veränderungen führen wird, die einen großen Einfluss auf Ihre emotionale Stabilität haben können. Deshalb sollten Menschen, die bereits an Depressionen leiden, sofort aufhören, Zucker zu konsumieren.
Wenn Sie Zucker konsumieren, verursacht er Unruhe in Ihrem Blutzuckerspiegel. Dies kann im Zusammenhang mit Depressionen zu Symptomen wie Schwindel, Schlaflosigkeit, Reizbarkeit, Müdigkeit, übermäßiges Schwitzen, Vergesslichkeit,

verschwommenes Sehen und Konzentrationsschwäche führen. Damit das Gehirn richtig funktioniert, braucht es eine gleichmäßige Zufuhr von Glukose, die es nicht bekommt, wenn man zu viel Zucker isst.
Ein hoher Zuckergehalt ist nicht nur mit Depressionen verbunden, sondern auch mit Angst und aggressivem Verhalten.

Erhöhen Sie Ihre Chromaufnahme

Chrom ist ein Mineral, das bei der Kontrolle von Blutzucker und hohem Cholesterinspiegel hilft. Es ist wichtig für Ihre psychische Gesundheit, da Insulin ohne dieses Mineral nicht richtig funktionieren kann.
In Anbetracht der Tatsache, dass Sie bereits erfahren haben, warum Insulin für Ihre psychische Gesundheit wichtig ist, sollten Sie wirklich dazu übergehen, mehr von diesem Mineral zu konsumieren.
Eine der besten Quellen für Chrom ist Brokkoli, aber es ist auch in Trauben,

Knoblauch, Kartoffeln, Grasfleisch, Basilikum, Orangen, grünen Bohnen und Äpfeln enthalten.

Die Bedeutung von Vitamin D

Damit Ihr Gehirn richtig funktioniert, müssen Sie auf Ihren Vitamin-D-Spiegel achten. Wenn Sie an Vitamin-D-Mangel leiden, kann dies unter Umständen auch zu Depression führen. Dieses Vitamin ist fettlöslich und kommt normalerweise nicht in Lebensmitteln vor. Sie können Vitamin D trotzdem auf natürliche Weise zu sich nehmen, indem Sie Zeit in der Sonne verbringen, da es endogen produziert wird, wenn Sonnenlicht auf Ihre Haut trifft.

Einige der wenigen Lebensmittel, die tatsächlich Vitamin D enthalten, sind fette Fische wie Thunfisch, Makrele und Lachs, mit Vitamin D angereicherte Lebensmittel wie Milch, Orangensaft, Sojamilch und Getreide, Rinderleber, Eigelb und Käse.

Erhöhen Sie Ihre Selenaufnahme

In Bezug auf die kognitive Funktion ist Selen eines der wichtigsten essentiellen Mineralien. Es ist dafür bekannt, dass es dabei hilft, ein spezielles Protein als Antioxidansenzym zu produzieren. Dadurch entsteht ein antioxidatives Gleichgewicht in den Zellen unseres Körpers.

In welcher Art dies Depressionen beeinflusst, ist noch unklar aber wir wissen mit Sicherheit, dass es einen Zusammenhang zwischen Depressionen und niedrigen Selenwerten gibt. Damit Selen einen positiven Effekt auf Ihre Stimmung haben kann, sollten Sie Lebensmittel verzehren, die einen hohen Selengehalt haben, wie z. B. Paranüsse, Heilbutt, Gras-gefüttertes Rindfleisch, Pute, Rinderleber, Huhn, Sardinen, Eier und Spinat.

Vorsicht mit Nahrungsergänzungsmitteln

Echte Nahrung ist immer die beste Quelle für die Nährstoffe, die Ihr Körper benötigt. Sie müssen Ihre Hausaufgaben machen, bevor Sie Nahrungsergänzungsmittel einnehmen und immer mit Ihrem Arzt oder einem Ernährungsberater sprechen.

14 Lebensmittel, die Sie essen sollten

Dunkelblättriges Grün

Die nährstoffreichsten Nahrungsmittel finden Sie in dunkelgrünem Grüngemüse. Es spielt keine Rolle, was Sie essen: Ob Mangold, Grünkohl oder Spinat, sie alle helfen dabei, ein gesünderes Leben zu führen sowie einen gesunden Geist und Körper zu haben.

Dunkles, belaubtes Grün ist bekannt dafür, alle Arten von Entzündungen zu bekämpfen, was eine gute Nachricht ist, wenn man bedenkt, dass eine schwere Depression mit einer Hirnentzündung verbunden sein kann.

Blattgemüse zeichnet sich auch dadurch aus, dass es eine große Menge Mineralien, Phytochemikalien und die Vitamine A, C, E und K enthält.

Tomaten

Sie sollten darauf achten, Tomaten in Ihre Nahrung mit aufzunehmen. Der Grund dafür ist, dass Tomaten so gut für Ihre psychische Gesundheit sind. Sie enthalten Alpha-Liponsäure und Folsäure, die beide für die Bekämpfung von Depressionen bekannt sind.
Laut einer im Journal of Psychiatry and Neuroscience der McGill University veröffentlichten Studie leidet etwa ein Drittel der an Depressionen leidenden Menschen auch an Folsäuremangel.
Folsäure vermindert signifikant die negativen Auswirkungen einer Aminosäure, auch bekannt als Homocystein. Homocystein schränkt die Produktion wichtiger Neurotransmitter wie Dopamin, Serotonin und Noradrenalin ein.

Äpfel

Da diese Frucht einen hohen Gehalt an Antioxidantien aufweist, ist sie in der Lage, Oxidationsschäden und Entzündungen zu verhindern. Ganz zu schweigen davon, dass Antioxidantien in der Lage sind, Oxidationsschäden auf zellulärer Ebene zu reparieren!

Saatgut

Warum nicht auf gesündere Snacks umsteigen, anstatt eine Tüte Kartoffelchips zu essen? Stark verarbeitete Snacks verursachen nur Gewichtsprobleme, instabile Blutzuckerwerte und andere Gesundheitsprobleme.
Versuchen Sie doch mal Chiasamen, Hanfsamen und Leinsamen; sie sind bekannt dafür, die Stimmung zu verbessern.

Beeren

Möglicherweise haben Sie bereits von den fantastischen gesundheitlichen Vorteilen gehört, die Beeren so mit sich bringen. Sie haben einen extrem hohen Gehalt an Antioxidantien und sind somit eine gute Wahl für Ihr morgendliches Frühstück.
Beeren wirken sich positiv auf Ihre psychische Gesundheit aus. Zum Beispiel

verbessern sie Ihr Gedächtnis und Ihre Fähigkeit, sich zu konzentrieren und helfen dabei, die Stimmung zu verbessern.

Grüner Tee

Die im grünen Tee enthaltenen Aminosäuren und Antioxidantien sind dafür bekannt, Depressionen auf ganz natürliche Weise zu überwinden. Es gibt eine spezielle Aminosäure, die dabei hilft, Ihre psychische Gesundheit zu verbessern und ist sowohl im grünen als auch im schwarzen Tee enthalten. Diese Aminosäure wird Theanin genannt und ist dafür verantwortlich, im Gehirn den Dopaminspiegel zu erhöhen und Stress abzubauen.

Walnüsse

Ein Grund, warum Sie Walnüsse essen sollten, wenn Sie Depressionen vermeiden wollen ist, dass sie einfach eine der besten pflanzlichen Quellen für Omega-3-Fettsäuren sind.
Diese Omega-3-Fettsäuren verbessern die

Gehirnfunktionen und helfen dabei, die mit Depression verbundenen Symptome zu reduzieren. Wie schon erwähnt, das Gehirn besteht zum größten Teil aus Fett, weshalb dieser Makronährstoff eine so große Rolle dabei spielt, wie Sie denken und fühlen.

Avocados

Die Avocado gehört zu den Lebensmitteln, die Sie leicht in fast jede Mahlzeit integrieren können, die Sie zubereiten, und sie sind ein großartiger Snack. Eine der beliebtesten Möglichkeiten ist, sie mit einem Salat zu kombinieren.
Auf jeden Fall sollten Sie damit anfangen, sie so oft wie möglich zu konsumieren. Avocados können wirklich wahre Wunder für Ihre körperliche und geistige Gesundheit bewirken. Sie sind mit einfach ungesättigtem Fett (der guten Art von Fett) gefüllt, was dem Gehirn dabei hilft, reibungslos zu funktionieren. Eine halbe Avocado pro Tag ist ideal, abhängig von Ihrem individuellen Kalorienbedarf und Ihrer körperlichen Aktivität, da Avocados

einen hohen Kaloriengehalt haben.

Pilze

Es gibt zwei sehr gute Gründe, warum Sie anfangen sollten, Pilze öfter in Ihren Speiseplan zu intrigieren. Erstens dienen sie als Probiotikum, was bedeutet, dass sie gesunde Darmbakterien fördern. Denken Sie daran dass etwa 80 bis 90 % des Serotonins unseres Körpers (ein extrem wichtiger Neurotransmitter, der die Stimmung reguliert) in unserem Darm hergestellt wird.
Der zweite Grund ist, dass die chemischen Eigenschaften von Pilzen dem Insulin entgegenwirken, wodurch der Blutzuckerspiegel gesenkt und die Stimmung erhöht wird.

Zwiebeln

Zwiebeln haben eine viel größere Wirkung als man vielleicht denkt. Wenn Sie regelmäßig Zwiebeln zu sich nehmen, können sie einen großen positiven Einfluss auf Ihre Gesundheit haben. Sie sind nicht nur mit einem reduzierten Krebsrisiko verbunden, sondern enthalten auch viele entzündungshemmende Antioxidantien.

Wildlachs

Es gibt einen großen Unterschied zwischen Wildlachs und Zuchtlachs. Auch wenn Zuchtlachs offensichtlich die billigere Variante ist, enthält er allerdings gefährliche Mengen an Quecksilber, die das Krebsrisiko erheblich erhöhen können.
Auf der anderen Seite gibt es nur wenige Fische, die sich mit Wildlachs vergleichen lassen, wenn es um die gesundheitlichen Vorteile geht, die mit dem Verzehr einhergehen. Wildlachs ist bekannt für seinen hohen Gehalt an Omega-3-Fettsäuren, die dem Gehirn dabei helfen, auf optimalem Niveau zu funktionieren. Nicht nur das, er reduziert auch Entzündungen, verbessert den Kreislauf und reduziert das Risiko von Herzerkrankungen.

Vollkorngetreide

Vollkorn ist wirklich eine gute Wahl, wenn man bedenkt, dass sie mit gesunden Kohlenhydraten gefüllt sind, die reich an Ballaststoffen sind. Komplexe Kohlenhydrate tragen dazu bei, die Stimmung zu verbessern.
Wenn Sie Vollkorn, Hafermehl, Vollkornreis, Vollkornnudeln und / oder Süßkartoffeln konsumieren, setzt Ihr Körper mehr Serotonin frei und senkt so das Risiko einer Depression.

Kurkuma

Wenn Sie sich nicht sicher sind, welches Gewürz Sie bei der nächsten Mahlzeit verwenden wollen, dann nehmen Sie Kurkuma. Es ist ein Gewürz, das vor allem in asiatischen und indischen Currygerichten zu finden ist. Der Verzehr ist eine gute Möglichkeit, die Stimmung zu verbessern. Es ist bekannt für seine entzündungshemmende Wirkung sowie für die Verbindungen Curcuminoide und Turmerone, die mit zahlreichen gesundheitlichen Vorteilen verbunden sind.

Zartbitterschokolade

Zartbitterschokolade ist der ideale Snack zur Bekämpfung von Depressionen. Sie hilft Ihrem Körper dabei, Serotonin freizusetzen, sodass Sie sich glücklicher fühlen und sie enthält wichtige Antioxidantien. Denken Sie jedoch daran, dass in dunkler Schokolade auch viele Kalorien enthalten sind, weshalb Sie sie nur in Maßen genießen sollten.

10 Lebensmittel, die Sie vermeiden sollten

Zucker

Es gibt viele Gründe, warum Sie auf den Konsum von Zucker verzichten sollten. Abgesehen davon, dass es zahlreiche Probleme in Bezug auf die körperliche Gesundheit verursacht, kann es auch einen negativen Einfluss auf Ihre psychische Gesundheit haben. Zucker kann Depressionen verursachen (oder Ihren Zustand verschlechtern), da er den Blutzuckerspiegel erhöht, was wiederum Protein im Körper verringert, das beim Wachstum von Synapsen und Neuronen hilft. Mit anderen Worten, wenn Sie viel Zucker essen, wird Ihr Gehirn nicht auf einem optimalen Niveau arbeiten.

Künstliche Süßstoffe

Wenn Sie jetzt denken, Sie könnten Zucker einfach durch künstliche Süßstoffe ersetzen, um das Risiko zu mindern an Depressionen zu leiden, dann sollten Sie diese Entscheidung vielleicht noch mal überdenken. In fast allen Produkten, die künstliche Süßstoffe enthalten, ist ein gefährlicher Stoff enthalten, das sogenannte Aspartam. Diese Substanz ist so gefährlich weil sie die Produktion von Serotonin, einem sehr wichtigen Neurotransmitter, blockiert. Aufgrund des Mangels an Serotonin in Ihrem Körper, könnte es zu Stimmungsschwankungen, Schlaflosigkeit, Kopfschmerzen und Depressionen kommen.

Fast Food

Der Hauptgrund dafür, warum Fast Food so beliebt ist, dürfte die schnelle und meist günstige Variante sein, sich zu ernähren. Bedenken Sie jedoch den großen Schaden, den Sie Ihrem Körper damit zufügen. Sie sollten gänzlich auf Fast Food verzichten und lieber täglich frisch kochen. Ihre Gesundheit wird es Ihnen danken.

Konservensuppe

Frische vollwertige Lebensmittel zu essen, zahlt sich definitiv aus. Jeder, der auf sein Gewicht achten oder seine Lebensqualität steigern will, sollte verarbeitete Lebensmittel um jeden Preis vermeiden. Wenn Sie nach Zutaten für Ihr Abendessen suchen, sollten die von Ihnen gewählten Lebensmittel am besten keine Etiketten haben. Dabei handelt es sich um Lebensmittel, die aus einer Zutat bestehen, unverarbeitet sind und nicht in einer Fabrik hergestellt wurden.

Bei allen Lebensmitteln, die ein Etikett haben, sollte die Zutatenliste nicht mit Wörtern beschriftet sein, die Sie nicht kennen. Sie sollten damit anfangen, darauf zu achten und Lebensmittel meiden, die Chemikalien enthalten. Wie oben schon beschrieben, am besten nur Lebensmittel verzehren, die keine Zutatenliste haben.

Koffein

Selbst ein mäßiger Koffeinkonsum kann mit Depressionen in Verbindung gebracht werden. Der Grund dafür ist, dass Koffein Ihren Schlaf stören kann und das wiederum einen negativen Einfluss auf Ihre psychische Gesundheit hat. Es erschwert nicht nur das Einschlafen, sondern verhindert zum Teil auch das Einschlafen. Genügend Schlaf zu bekommen, trägt stark zur Stimmung bei, weshalb gestörter Schlaf ein ernsthaftes Problem für Ihrer psychische Gesundheit darstellen kann.

Hydriertes Öl

Sie sollten alle Lebensmittel vermeiden, die hydriertes Öl enthalten und das bedeutet, sich von gebratenen Käsesticks, Pommes frites, gebratenem Huhn und gebratenen Tintenfischen zu verabschieden. Sie verursachen nicht nur eine Reihe von gesundheitlichen Problemen und erhöhen deutlich Ihr Gewicht, sondern wurden auch mit Depressionen in Verbindung gebracht. Da das Frittieren meist in hydriertem Öl erfolgt, sollten Sie alle frittierten Lebensmittel vermeiden. Sie sind dafür bekannt, den Blutfluss zum Gehirn einzuschränken.

Alkohol

Ihr zentrales Nervensystem ist äußerst wichtig, da es für die Kontrolle Ihrer motorischen Fähigkeiten und die Aufnahme von Informationen über Ihre Sinne verantwortlich ist. Abgesehen davon ist es auch für das Denken, Argumentieren, Verstehen und Kontrollieren von Emotionen verantwortlich. Eine der besten Möglichkeiten, Ihr zentrales Nervensystem zu schützen, ist das Trinken von Alkohol in Maßen oder am besten gar nicht. Alkohol verlangsamt das zentrale Nervensystem erheblich, was zu Depressionen führen kann.

Lebensmittel mit hohem Natriumgehalt

Lange Zeit glaubte man, dass fettfreie Lebensmittel der Weg sind, um Gewicht zu verlieren. Zum Glück wissen die meisten heute, dass dies einfach nicht wahr ist. Wir sagen „zum Glück", denn fast jedes fettfreie Produkt enthält eine große Menge Natrium.
Der Konsum von überschüssigem Natrium kann Ihre Emotionen völlig durcheinanderbringen und bestimmte Teile Ihres neurologischen Systems stören. Dies erhöht nicht nur das Risiko einer Depression, sondern schwächt auch das Immunsystem und verursacht Müdigkeit. Darüber hinaus ist eine hohe Natriumaufnahme mit einer Gewichtszunahme verbunden.

Trans-Fette

Trans-fette sind ungesättigte Fette, die

normalerweise nicht in Vollwertkost enthalten sind. Sie wurden bereits in den 1950er Jahren sehr beliebt, als große Unternehmen begannen, sie in verpackte Backwaren, Margarine und verschiedene Snacks zu integrieren. Trans-fette sind die ungesündesten Fette, sie fördern das Risiko für Herzerkrankungen und sind auch ein hoher Risikofaktor für Depressionen und andere Gesundheitsprobleme.

Raffinierte Kohlenhydrate

Raffinierte Kohlenhydrate wie weiße Stärke, Sirup, Süßigkeiten und verschiedene Arten Junk Food haben einen wirklich schlechten Ruf und das aus gutem Grund, wenn man bedenkt, dass sie eine der Hauptursachen für Fettleibigkeit sind. Da sie dafür bekannt sind, eine signifikante Gewichtszunahme zu verursachen, vergessen viele, dass sie auch Depressionen verursachen können.

Der Verzehr von raffiniertem Zucker schmeckt gut und wird Sie sich vielleicht 20 Minuten wohlfühlen lassen, aber danach ist es nur eine Frage der Zeit, bis Ihr

Blutzuckerspiegel sinkt und Sie am Ende einen Zucker-Kater haben. Ein plötzlicher Anstieg und Rückgang des Blutzuckerspiegels kann zu Stimmungsschwankungen und Schlafstörungen führen.

Depressionen unterscheiden sich stark von vorübergehenden Gefühlen einer schlechten Stimmung oder kurzzeitiger Traurigkeit. Depressionen sind eine ernste psychische Erkrankung. Im Allgemeinen bedeutet Depression, dass man sich über einen längeren Zeitraum nicht wie sich selbst fühlt. Es kommt zu Schwierigkeiten mit der Fokussierung, Nervosität, Ärger, körperlichen Schmerzen, Isolation, Angst, Trauer und weiten Symptomen.

Ärzte verschreiben gegen Depressionen Antidepressiva, die vielen Menschen geholfen haben, sich von einer Depression zu erholen, aber Sie können selbst einiges tun, um sich besser zu fühlen und Ihre Behandlung zu unterstützen.
Ernährung und Sport haben einen viel größeren Einfluss auf Ihre körperliche und geistige Gesundheit als Sie wahrscheinlich denken. Sie sollten auf Ihre Essgewohn-

heiten achten und sich körperlich betätigen, so können Sie das Risiko einer Depression reduzieren oder sogar vollständig von ihr kurieren. Um eine Chance gegen Depressionen zu haben, müssen Sie Ihre Zufuhr von Folsäure und anderen B-Vitamin-Komplexen, Aminosäuren, Antioxidantien und anderem erhöhen.

Einige der besten Lebensmittel im Kampf gegen Depressionen sind Walnüsse, Tomaten, Äpfel, Samen, Blattgemüse, grüner Tee, Avocado, Pilze, Wildlachs, Kurkuma und dunkle Schokolade.

Auf der anderen Seite gibt es viele Lebensmittel, die Depressionen verschlimmern können und Ihren Körper daran hindern, die Nahrung zu bekommen, die er braucht. Diese sollten Sie um jeden Preis vermeiden. Die besten Beispiele für diese Lebensmittel sind Zucker, Koffein, Fast Food, hydriertes Öl, künstliche Süßstoffe, natriumreiche Lebensmittel, raffinierte Kohlenhydrate, Transfette und Alkohol.

Ernähre Sie sich gut und passen Sie auf sich auf!

Übung: Die Geist-Körper-Verbindung

Der Verstand ist eine unglaublich mächtige Sache. Er hat die Fähigkeit, uns zu inspirieren, uns zu ermutigen, zu motivieren oder zu belasten, uns zu überfordern oder zu deprimieren. Wenn wir die innige Verbindung von Geist und Körper verstehen, können wir anfangen zu verstehen, warum wir so fühlen wie wir fühlen und wir können lernen, den Geist und auch den Körper zu verändern.

Praktizierende der alten Meditationskunst behaupten seit Jahrtausenden, dass das Erlernen der Unterwerfung und Kontrolle des Geistes zu größeren Gefühlen des Wohlbefindens und des Glücks sowie zu mehr körperlicher und geistiger Gesundheit und mehr Kapazität geführt hat. Genau diesem werden wir mal genauer nachgehen.

Jeder von uns besitzt die Fähigkeit zu

denken. Wir denken den ganzen Tag über die verschiedenen Aspekte unseres Lebens nach, von denen wir es für notwendig halten. Was aber passiert, wenn unsere Gedanken auf negative und schädliche Aspekte unseres Lebens ausgerichtet sind?
Die Antwort ist ... wir fühlen uns schlecht. Das mag sich jetzt sehr einfach anhören, aber genau so ist es. Wenn wir uns hinsetzen und an einen geliebten Menschen denken, der ein schreckliches Trauma erlebt oder sich in einer
lebensbedrohlichen Situation befindet, erleben wir als Ergebnis dieses Denkens große Angst. Wenn wir uns gleichzeitig das Gefühl des Friedens vorstellen, das entsteht, wenn wir ziellos auf der Oberfläche eines warmen Ozeans schweben, während die Sonne auf unsere Haut scheint, erleben wir als Ergebnis dieses Denkens ein Gefühl der inneren Ruhe und Gelassenheit.
Unsere Gedanken haben die Kraft, unsere physischen Körper und die Prozesse, die in ihnen ablaufen, zu beeinflussen. Das Problem kommt zu uns, wenn unser Verstand sehr lange Zeit auf sehr negative Denkmuster beharrt. Wenn wir nicht ge-

lernt haben, uns selbst bewusst zu beeinflussen, dann sind wir immer der Gnade eines untrainierten Verstandes ausgeliefert und in den meisten Fällen sind die Informationen, auf denen unser Verstand beruht, negativ, und so spüren wir offensichtlich die negativen Folgen dessen.

Wir müssen lernen, wie wir unseren Geist umschulen können, wie wir unsere Aufmerksamkeit und unsere Gedanken so umlenken können, dass wir uns selbst inspirieren, uns selbst ermutigen und uns mit bewusster Absicht motivieren. Was das spezifische Problem der Depression betrifft, so ist dies eigentlich ein sehr einfacher Prozess, aber es ist etwas, das wiederholt angewendet werden muss, um eine dauerhafte Veränderung herbeizuführen; insbesondere, wenn die Depression sehr stark sind oder schon lange anhalten.

Also, wie machen wir das?

Die Antwort ist ganz einfach mentale & körperliche Bewegung.

Die Vorteile körperlicher Bewegungen für die psychische Gesundheit

Verbesserte Selbstachtung

Körperliche Aktivität gibt uns ein besseres Gefühl für uns selbst und unser Leben. Körperliche Bewegung fördert eine größere Produktion von
Endorphinen, die uns ein positives Selbstgefühl geben. Wenn wir uns selbst gut fühlen, neigen wir dazu, uns in allen Umständen, die uns in unserem Leben begegnen, besser zu fühlen.
Indem wir körperlich fit werden, verbessern wir unsere Lebensqualität, wir fangen an, Gewicht zu verlieren oder uns zu entspannen. Das führt zu einer besseren allgemeinen Lebenseinstellung. Wir fangen an, unsere Grenzen zu überschreiten sowie neue Fähigkeiten und Stärken zu entdecken, womit wir unser Selbstwertgefühl verbessern. Körperliche Bewegung hat die Fähigkeit, unser Selbstwertgefühl massiv

positiv zu beeinflussen.

Reduzierter Stress

Durch körperliche Bewegung fördern wir die Freisetzung von Stress und Emotionen. Indem wir uns aktiv engagieren, verbrennen wir physisch Energie, die aufgrund von hoher Inaktivität gespeichert wurde. Gleichzeitig verbessern die guten Gefühle, die wir durch körperliche Bewegung bekommen, unsere Einstellung und das kann dazu führen, dass man die Dinge etwas gelassener und zuversichtlicher sieht. Wenn wir körperliche Bewegung praktizieren, müssen wir unseren Geist auf die körperlichen Bewegungen des Körpers konzentrieren und dabei unsere Aufmerksamkeit von den Dingen ablenken, die bei uns psychischen Stress verursachen.

Dies gibt dem Geist eine Pause von stressigen Denkmustern und ermöglicht einen Moment der Ruhe. Viele finden, dass sie sich nach einem Training nicht einmal daran erinnern können, was es war, wovon sie vor dem Training gestresst waren.

Größeres Gefühl der Zufriedenheit & Ruhe

Bei körperlicher Bewegung ist es möglich, sich sowohl körperlich als auch geistig in hohem Maße zu bewegen. Das bedeutet, dass wir tatsächlich in der Lage sind, unsere mentalen Fähigkeiten auszuschöpfen, indem wir ihre energetischen Ressourcen vollständig ausreizen. Das klingt komplex, kann aber einfach als „so erschöpft verstanden werden, dass man nicht die Energie hat, sich Sorgen zu machen". In Bezug auf Depressionen führt dies dazu, dass Körper und Geist einen Prozess durchlaufen, bei dem sie in einen Erschöpfungszustand kommen und dann mit Energie und Motivation wiederbelebt werden. Sobald Sie sich durch diesen Zustand und darüber hinaus bewegen, wirken Sie den Gefühlen der Depression entgegen.

Größeres Bewusstsein für Körper & Geist

Mentale Bewegung hilft Menschen, ein tieferes Bewusstsein für ihr körperliches und geistiges Wesen zu entwickeln. Wenn Menschen lernen, die Prozesse in ihrem Kopf zu beobachten, sind sie besser in der Lage, die Ursachen der ihnen zugrunde liegenden Probleme zu verstehen.

Wenn jemand oft Anfälle von Depressionen hat, kann er lernen, dies mit Hilfe der Meditation zu erkennen. Indem er die Bewegungen des Geistes beobachtet, die ihn dazu bringen, in einen depressiven Zustand zu fallen. Sie können die Fähigkeit entwickeln, bestimmte Gedanken zu ändern, die Depressionen hervorrufen können.
Wenn sie während einer Depression meditieren, können sie ihren Geist bewusst beeinflussen und versuchen, ihn auf positive Dinge in Ihrem Leben zu lenken. Und so eventuell die Symptome der Depression zu lindern.

Mehr Ruhe & Klarheit

Durch mentales Training kann jeder lernen, mehr innere Ruhe zu erreichen, destruktive oder negative Gedanken klar zu beobachten, bis zu dem Punkt, an dem er mehr Klarheit über sie gewonnen hat. Verschiedene Strategien funktionieren für alle unterschiedlich. Jemand, der Depressionen hat, weil er nicht mit Ängsten umgehen kann, kann mit mentalem Training lernen, seine Ängste zu überwinden. Oder wenn jemand auf Grund einer Depression den Lebenssinn verloren hat, kann man durch mentales Training lernen, wieder mehr Motivation zu erlangen und somit den Grund seiner Depression mildern. All dies bringt mehr Klarheit über Ihre eigenen persönlichen Probleme, Ihre Ursachen und Ihre Heilung, und das führt zu einem Gefühl der Ruhe, weil Sie gelernt haben, dass Sie mit allem umgehen können, solange Sie sich die Zeit nehmen, es durchzuarbeiten und genau herauszufinden, was das Problem ist.

Verbesserte Konzentration

Mentale Übung verbessert tatsächlich die Konzentrationsfähigkeit, weil es erforderlich ist, die Aufmerksamkeit auf einen bestimmten Ort zu fokussieren und dort zu halten. Zum Beispiel wird in der Meditation auf das Atmen geachtet und jeder einzelne Atemzug wird gezählt.

Wenn der Geist anfängt, in Gedanken abzuschweifen und vergisst zu zählen, soll man wieder zum Anfang zurückkehren und von vorn beginnen. Dies trainiert die Fähigkeit, sich auf eine einzelne Aufgabe zu konzentrieren.
Für Menschen, die an einer Konzentrationsschwäche leiden, ist Meditation von sehr großem Wert, sie kann zu mehr Selbstvertrauen und geistiger Schärfe führen.

Größere Akzeptanz und weniger Frustration

Meditation, Yoga und verschiedene andere Arten mentaler Übungen legen großen Wert auf Akzeptanz und Reflexion der Ursache negativer Emotionen. Indem man lernt, über die Ursache von Wut nachzudenken, kann man lernen diese Ursache loszulassen und dadurch eine größere Akzeptanz erfahren, was letztlich weniger Frustration bedeutet.

Indem Sie lernen, sowohl über die inneren als auch über die äußeren Umstände nachzudenken, die mit Ihnen und um Sie herum geschehen, können Sie mehr Akzeptanz und Verständnis dafür aufbringen, warum diese Dinge geschehen. Wird eine größere Akzeptanz gefördert, dann wird in diesem speziellen Fall der Ursache oder zumindest einem der wichtigsten Standbeine der Depression entgegengewirkt.

Wir sehen, es gibt viele Vorteile der kör-

perlichen und geistigen Bewegung für die psychische Gesundheit. In der Tat sind die, die wir hier aufgezählt haben, nur wenige.
Letztlich sollten Betroffene verschiedene Techniken ausprobieren und sehen, welche bei Ihnen funktionieren, denn jeder Mensch ist anders und reagiert unterschiedlich. Im Folgenden werden wir einen Blick auf ein paar der effektivsten Mittel des körperlichen und geistigen Trainings werfen, die zur Bekämpfung von Depressionen eingesetzt werden können.

Übungen gegen Depressionen

Es gibt viele Formen der körperlichen und geistigen Bewegung, die dabei helfen, die Symptome einer Depression zu lindern. Alle können einzeln oder im Rahmen eines ausgewogenen Trainingsplans angewendet werden, der entweder die gesamte Disziplin oder nur einen Teil davon umfasst.
Am klügsten ist es definitiv, wenn Sie beide Arten der Übung machen, denn damit werden Sie die größten Erfolge erzielen. Entwickeln Sie Ihre ganz persönliche Pra-

xis, körperliche und geistige Übungen durchzuführen und Sie werden sehen, dass die körperlichen Übungen Sie sich kurzfristig gut fühlen lassen und die geistigen Übungen einen langfristigen Effekt auf Ihren Verstand haben werden.
Wenn diese beiden kombiniert werden, dann werden sie eine radikale Transformation darin erleben, wie Sie über Ihr Leben denken und fühlen.

Körperliche Bewegung

Zuerst werfen wir einen Blick auf einige körperliche Übungen, die dabei helfen können, die Symptome einer Depression zu lindern.

Tanzen

Das Tanzen hat die Fähigkeit, einen von der Welt wegzubringen und in einen Raum des reinen Ausdrucks der physischen Form zu versetzen. Dies muss nicht die traditionelle Art des Tanzes sein, also mit einer zweiten Person, obwohl Sie dies tun können, wenn Ihnen das lieber ist. Es kann aber auch zu Hause im Pyjama getanzt werden, wenn Sie das bevorzugen.

Lassen Sie einfach Ihren Körper sich bewegen wie er will. Es kann mit oder ohne Musik gemacht werden und alles, was man machen muss, ist aufzustehen und seinen Körper sich bewegen zu lassen. Die Musik allein hat jedoch enorme Heilkräfte und sollte nie unterschätzt werden, wenn es darum geht die Stimmung zu verbessern und Gefühle von Ruhe und Glück zu vermitteln.

Gartenarbeit

Im Garten im Freien zu sein ist eine gute Möglichkeit, Ihren Geist zu befreien. Sich die Zeit zu nehmen, sich eng mit Mutternatur zu verbinden, kann einen starken Einfluss auf die Gefühle haben. Gleichzeitig ist Ihr physischer Körper aktiv und fördert so die Freisetzung von Endorphinen, die Ihnen ein gutes Gefühl geben. Das Eintauchen in den Garten, der Duft von Blumen, das Gefühl der Erde zwischen den Fingern und das Gefühl von Wind und Sonne auf der Haut wird eine regenerierende Wirkung auf Körper, Geist und Seele haben.

Sport

Jeder Sport, einschließlich Golf, Hockey, Basketball, Fußball, Fitness, kann hier genutzt werden, wichtig ist nur, dass es Ihnen Spaß macht und das es körperlich nicht zu anspruchsvoll für Sie ist. Sie können sich allein oder in der Gruppe sportlich betätigen, in beiden Fällen werden Sie die Vorteile der körperlichen Betätigung spüren. Sie werden jedoch sehen, dass, wenn Sie mit anderen Sport treiben, der soziale Aspekt sehr gut für Sie sein könnte. Sie kommen ins Gespräch mit anderen, können sich austauschen und mitteilen, das kann Ihre Stimmung deutlich verbessern. Nehmen Sie jedoch nicht alles zu ernst, das wichtigste ist der Spaß an der jeweiligen Aktivität.

Joggen

Joggen im Freien ist eine gute Möglichkeit, Fitness und körperliche Gesundheit zu fördern. Schauen Sie, dass Sie ein anständiges Paar Laufschuhe haben und denken Sie daran, sich Zeit fürs Joggen zu nehmen. Hier geht es darum, im Freien zu sein und das zu genießen, also setzen Sie sich nicht zu hohe Ziele und habe Sie einfach Spaß dabei.

Laufen

Laufen ist eine intensivere Form des Joggens, die mit höheren Geschwindigkeiten durchgeführt wird. Diese brillante Trainingsform ist eine tolle Möglichkeit, die körperliche Fitness und Ausdauer zu verbessern, und man benötigt keine teuren Geräte. Außer vielleicht ein anständiges Paar Laufschuhe.

Schwimmen

Schwimmen ist ein Allrounder, der jeden Teil des physischen Körpers berücksichtigt. Ihr Geist wird sich gut fühlen, weil er in Wasser getaucht ist. Ebenso wird es Ihre körperliche Fitness, Ihre allgemeine Gesundheit und Ihr geistiges Wohlbefinden erheblich verbessern.

Wandern

Wandern in der freien Natur ist wunderbar dazu geeignet, Ihrem Geist eine Pause zu gönnen und sanft ein höheres Maß an körperlicher Fitness und Gesundheit zu erlangen. Es wird empfohlen, mit kurzen Strecken zu beginnen und sich langsam zu steigern, um jeden Tag immer ein Stück weiter zu gehen.

Kampfsport

Kampfsport ist definitiv eine der am meisten empfohlenen Sportarten zur körperlichen Bewegung. Er wirkt sich stark auf das körperliche und geistige Wohl des Menschen aus. Wählen Sie eine Form der Kampfkunst aus, die Sie interessant finden und finden Sie einen Lehrer, der Erfahrung im Unterrichten von Anfängern hat.

Fitnessstudio & Personal Training

Eine weitere großartige Möglichkeit, um mehr körperliche Gesundheit und Wohlbefinden zu erlangen, ist das Training in einem Fitnessstudio mit einem Personal Trainer. Dies ist eine weitere sehr empfehlenswerte Methode zur Verbesserung des körperlichen Wohlbefindens, da sie die Fähigkeit hat, jeden Bereich des physischen Körpers zu beeinflussen.
Das Personal Training kann auf alle Leistungsstufen zugeschnitten werden und es so ermöglichen auszuwählen, auf welchen Bereich Sie sich konzentrieren möchten, wie z. B. Gewichtsabnahme, Gewichtszunahme, Muskelaufbau, Kraftaufbau usw.

Mentale Übung

Lassen Sie uns nun einen Blick auf einige Arten der mentalen Übung werfen die Ihnen vielleicht helfen können.

Yoga

Yoga, das sowohl physische als auch mentale Aspekte des Lebens eines Menschen berührt und auch die Fähigkeit hat, höhere Ebenen des spirituellen Bewusstseins zu entwickeln. Das natürliche Ergebnis der fortgesetzten Yoga-Praxis ist eine bessere körperliche Gesundheit, Kraft und Ausdauer, zusammen mit mehr geistiger Ruhe, Klarheit und Wohlbefinden.
Es gibt viele verschiedene Bereiche des Yoga, aus denen man lernen kann und deshalb ist es wichtig, denjenigen zu finden, der am besten für Sie funktioniert. Es ist die ideale Sportart, weil sie einen vollständigen ganzheitlichen Lebensansatz fördert, Achtsamkeit, Atmung und Meditation einschließt und dem Geist Ruhe und Frieden gibt.

Meditation

Dies ist eine weitere Möglichkeit, die viele verschiedene Techniken kennt, um mehr Kontrolle über den Geist zu entwickeln. Meditation hat sich wiederholt als äußerst effektiv bei der Überwindung von Depressionen erwiesen, die Kontrolle über ihre Gedanken zu übernehmen und die Fähigkeit zu entwickeln, tiefe und kraftvolle Glückszustände zu erleben.
Anti-Depressionsmedikamente wirken durch die Stimulation der Freisetzung von Neurotransmittern im Gehirn. Eine Studie der Universität Montreal ergab, dass Meditation Ihnen die Möglichkeit bietet, den Serotonin- und Noradrenalinspiegel auf natürliche Weise zu erhöhen.

1996 fand eine Studie der University of Washington heraus, dass der Hippocampus bei Menschen, die an Depressionen leiden, unglaublich unterentwickelt war und dass die Schäden bei Menschen mit längerer Depression größer waren. Glücklicherweise ist dieser Schaden nicht dauerhaft und Meditation hilft dabei, den Hippocampus wiederzubeleben, um Depressionen zu behandeln und sogar zu verhindern.

Die Kampf- oder Fluchtstressreaktion löst die Amygdala-Region des Gehirns aus, wodurch sie überhitzt wird und den Körper mit Hormonen überflutet, die die psychische Gesundheit schädigen können. Eine von Harvard durchgeführte Studie ergab, dass Meditation nicht nur dabei hilft, die Auslösung des Kampfes gegen Flugangst zu kontrollieren, sondern auch die Gesundheit der Amygdala verbessert.

Die meisten leiden unter Depressionen, weil sie sich unvollständig fühlen. Etwas, das leicht auftritt, wenn sich das Leben signifikant ändert. Meditation bringt Ruhe und Frieden, lässt einen sich wieder ganz fühlen und hilft einem, wieder auf die Beine zu kommen.

Einige Hauptarten der Meditation sind Vipassana, Transzendentale, Achtsamkeit, Geführte, Schlafen, Gehen, Mantra, Metta (liebevolle Freundlichkeit), Qigong (Chi Gung), Chakra und Zazen. Es gibt viele andere Arten der Meditation, aber diese enthalten sicherlich die Kraft, eine große mentale Veränderung herbeizuführen. Welche ist die Meditation bei Depressionen?

Eine von Psychologen der Universität Exeter veröffentlichte Studie zeigte, dass die auf Achtsamkeit basierende kognitive Therapie oder MBCT tatsächlich effektiver sein kann als Beratung oder Medikamente und zitierte, „dass sich vier Monate nach MBCT drei Viertel der Studienteilnehmer gut genug fühlten, um die Einnahme von Antidepressiva einzustellen“.

Tai Chi

Eine der kraftvollsten und tiefgründigsten Formen der Bewegung, die tatsächlich Aspekte der körperlichen und geistigen Bewegung beinhaltet, ist Tai Chi. Diese Disziplin hat die Fähigkeit, große Ruhe und Klarheit zu bringen und verjüngt auch den physischen Körper. Man erlernt, seinen Geist auf den Körper und den Atem zu konzentrieren, was dazu führt, dass sich alle Gedanken- und Gefühlschwankungen

beruhigen und einen Moment der Ruhe zu erleben.
Viele berichten, dass sie sich schon nach einer einzigen Sitzung Tai-Chi voller Energie und lebendig fühlen; ein offensichtlich positives Gefühl für jeden, der an Depressionen leidet. Einen Raum zu haben, in dem auch der Geist große Ruhe erfahren kann, hat eine sehr positive Wirkung auf den Geisteszustand.

Der Weg der traditionellen Medizin steht Ihnen offen, aber wie in diesem Buch beschrieben, gibt es viele ergänzende Methoden zur Überwindung von Depressionen, die dazu dienen sollen, Ihr Wohlbefinden und Ihre Lebensqualität zu verbessern.
Wir haben unser Bestes getan, um das Wesentliche einiger dieser Punkte hier zu erläutern, und wir hoffen, dass diese Informationen Ihnen guttun werden.
Viel Glück und wir hoffen, dass Sie genau das finden, was Sie brauchen, um die Veränderungen herbeizuführen, die Sie suchen. Passen Sie auf sich auf!

Rezepte

Frühstück

Blaubeer Haferflocken

Zutaten für 2 Personen:

1 Prise Zimt
8 EL Haferflocken
8 Mandeln
200 ml Mandelmilch (alternativ auch Hafermilch)
2 EL Heidelbeeren
1 Apfel
1 EL Ahornsirup
250 g Sojajoghurt

Zubereitung:

Die Haferflocken werden zuerst mit der Mandelmilch vermischt und über Nacht eingeweicht. Wenn es schnell gehen muss, sollten die Haferflocken mindestens 30 min. eingeweicht werden. Danach wird der Apfel fein gerieben und mit den Haferflocken vermischt, die Mandeln werden gehackt. Die Haferflocken - Apfel - Mischung wird nun auf zwei Schüsseln aufgeteilt in mit dem Sojajoghurt, den Heidelbeeren, den gehackten Mandeln, dem Ahornsirup und der Prise Zimt garniert.

Quinoa Frühstück mit Apfel

Zutaten für 2 Personen:

1 TL Honig
1 Tasse Quinoa
1 Becher Rosinen
2 Tassen Wasser
2 Äpfel

Zubereitung:

Zuerst Wasser in einem Topf zum Kochen bringen und den Quinoa für 5 Minuten köcheln lassen. In der Zwischenzeit die Äpfel waschen und in kleine Stücke schneiden. Sobald der Quinoa 5 Minuten geköchelt, die Rosinen und den Zimt hinzugeben und alles so lange kochen lassen, bis das Ganze Wasser aufgesogen wurde. Danach wird alles mit Honig gesüßt und mit den Apfelstücken heiß serviert.

Apfelmüsli mit Nüssen

Zutaten für 2 Personen:

250 g Joghurt
10 g Haselnüsse
200 ml Milch
10 g Mandeln
2 TL Ahornsirup
10 g Walnüsse
1 EL Zitronensaft
5 EL Haferflocken
1 Apfel

Zubereitung:

Zuerst werden die Nüsse grob gehackt. Eine Pfanne ohne Fett erhitzen und die gehackten Nüsse zusammen mit den Haferflocken darin rösten. Wenn diese anfangen zu duften, die Pfanne vom Herd nehmen und die Haferflocken - Nuss - Mischung abkühlen lassen. In der Zwischenzeit den Joghurt mit der Milch zu einer cremigen Masse vermischen. Die Äpfel schälen und das Kerngehäuse entfernen. Danach den Apfel in kleine Würfel schneiden. Die Apfelstück mit dem Zitronensaft vermischen und zur Seite stellen. Die abgekühlte Haferflocken - Nuss - Mischung auf zwei Schalen aufteilen und mit der Joghurt - Milch - Mischung begießen. Darüber werden die Apfelstücke gestreut. Zum Servieren wird je 1 Teelöffel Ahornsirup über das Müsli gegeben.

Grünkohl - Smoothie

Zutaten für 2 Personen:

1 Mango
1 Blatt frischer Grünkohl (ohne Stängel)
1 Orange

Zubereitung:

Das frische Grünkohlblatt wird ohne den Stängel in kleine Stücke geschnitten. Danach werden die Orangen und die Mango geschält und das Fruchtfleisch wird ebenfalls in Stücke geschnitten. Nun werden alle Zutaten in einen Mixer gegebenenfalls für ca. 2 Minuten zusammen gemixt.

Gelber Power - Smoothie

Zutaten für 3 Personen:

1/4 TL Vanilleextrakt (alte3rntiv 1 TL Vanillezucker)
1/2 Banane (alternativ können auch Aprikosen oder Ananas genommen werden)
300 ml Mandelmilch (alternativ Cashewmilch, fettarme Milch oder Mineralwasser)
1 ca. 2 cm lange Kurkumawurzel (alternativ 1/2 TL Kurkumapulver)
1/4 TL Ingwer
1 Mango
1/2 TL Zimt
1 TL Kokosöl

Zubereitung:

Die halbe Banane wird geschält und in Stücke geschnitten. Die Kurkumawurzel wird ebenfalls geschält und anschließend fein gerieben. Da diese stark abfärbt, ist es empfehlenswert einen Handschuh zu tragen. Die Mango wird ebenfalls geschält und das Fruchtfleisch wird grob in Stücke geschnitten. Nun wird das Kokosöl, der

Zimt und der Ingwer zusammen mit dem Fruchtfleisch der Mango, den Bananenstücken, der Mandelmilch und dem Vanilleextrakt in einen Mixer gegeben. Die Zutaten werden kurz zusammen gemixt. Danach wird der Kurkuma hinzugegeben und nochmals werden alle Zutaten zweimal für je ca. 20 Minuten durch-gemixt. Danach ist der Power - Smoothie fertig und kann serviert werden.

Rührei mit Räuchertofu

Zutaten für 2 Personen:

1 Prise Pfeffer
100 g Räuchertofu
1 Prise Salz
1 Tomate
1 Prise Kala - Namak Salz
1 Zwiebel
2 TL Sojasauce
2 TL Kurkuma
200 g Naturtofu
Schnittlauch nach Bedarf
Pflanzenöl

Zubereitung:

Der Räuchertofu wird mit den Zwiebeln und der Tomate in kleine Stücke geschnitten. Danach wird der Räuchertofu mit der Gabel zerdrückt, bis eine rühreiähnliche Konsistenz erreicht wird.
In einer Pfanne wird das Pflanzenöl erhitzt. Der Räuchertofu und die Zwiebeln werden dort für ca. 4 Minuten angebraten. Nach Ablauf der 4 Minuten werden diese

mit der Sojasauce abgelöscht.
Nun die Hitze auf mittlerer Stufe reduzieren und den Naturtofu mit in die Pfanne geben. Alles gut miteinander verrühren. Den Pfanneninhalt jetzt mit Kurkuma, Pfeffer und Salz würzen und die Gewürze gut unterrühren. Das Ganze für ca. 1 Minute braten lassen und danach die Herdplatte ausschalten. Zum Schluss werde die Tomaten und, bei Bedarf, etwas geschnittener Schnittlauch hinzugefügt. Nun kann das fertige Rührei von dem Herd genommen werden. Wer möchte, kann dieses mit etwas Kala - Namak Salz verfeinern.

Avocado Lachs mit Toast

Zutaten für 2 Personen:

Butter
4 Scheiben Toastbrot
Meerrettich
1 Avocado
1 Limette
1 Pck. geräucherter Lachs
1 Knoblauchzehe

Zubereitung:

Zuerst werden die Toastbrotscheiben getoastet. Anschließend werden diese mit Butter und Meerrettich bestrichen. Darüber wird jeweils eine Scheibe Lachs gegeben. Die Avocado wird geschält und entkernt. Anschließend wird das Fruchtfleisch in Scheiben geschnitten. Die Avocado - Scheiben werden gleichmäßig über den Lachs auf dem Toast verteilt.
Die Limette wird in eine kleine Schale ausgepresst. Die Knoblauchzehe durch eine Knoblauchpresse in den Limettensaft geben. Nun Salz und Pfeffer unterrühren

und den Saft über die vier Toast - Scheiben träufeln.

Hauptspeise

Tomatensauce

Zutaten für 2 Personen:

1 TL Honig
5 reife Tomaten
1 EL Maizena
500 ml Wasser
1 EL Olivenöl
1 Gemüsesuppenwürfel (am Besten Bio)
2 Lorbeerblätter
1 EL getrocknete Kräuter

Zubereitung:

Zuerst werden die Tomaten kurz überbrüht und anschließend geschält. Nun in einem Topf Wasser aufkochen lassen und den Suppenwürfel einrühren. Die Lorbeerblätter sowie die getrockneten Kräuter und das Olivenöl werden dazugegeben. Die geschälten Tomaten in kleine Stücke

schneiden und ebenfalls in den Topf geben. Das Ganze nun für ca. 15 - 20 Minuten köcheln lassen.
Nach Ablauf der Zeit die Suppe mit dem Honig, Salz und Pfeffer abschmecken und die Lorbeerblätter aus dem Topf nehmen. Die Suppe wird jetzt mit einem Pürierstab zu einer Tomatencremesuppe püriert.
Den Maizena mit 2 EL kaltem Wasser anrühren und in die Tomatencremesuppe einrühren. Zum Schluss muss die fertige Suppe nochmals kurz aufkochen. Danach kann diese serviert werden.

Gemüse, Tofu mit Quinoa

Zutaten für 2 Personen:

Salz und Pfeffer
1/2 Tasse Quinoa
Sojasauce
1 fester Tofu
Olivenöl
1 kleine Zucchini
1/2 Gemüsesuppenwürfel (Bio)
1 Tomate (alternativ 6 Cocktailtomaten)
1/16 l Weißwein
1/2 grüne Paprika
1 Tasse Wasser
2 Knoblauchzehen

Zubereitung:

Zuerst wird der Quinoa mit heißem Wasser übergossen, umgerührt und anschließend abgegossen. Das Gemüse wird in kleine Stücke geschnitten und der Knoblauch wird fein gehackt. Danach wird der Tofu in Würfel geschnitten. Die Tofu - Würfel nun in einen großen Topf mit Öl schwenken. Den Knoblauch hinzugegeben und kurz mit angedünstet. Alles mit dem Wasser ablöschen und zum Köcheln bringen. Danach wird das Gemüse untergerührt und der Weißwein wird hinzugegeben. Nun wird der Gemüsesuppenwürfel mit eingerührt. Zum Schluss das Ganze mit Salz, Pfeffer und der Sojasauce würzen und für ca. 15 - 20 Minuten köcheln lassen, bis die Flüssigkeit aufgesogen wurde.

Tomaten Schafskäse Topf

Zutaten für 1 Person:

Salz und Pfeffer
1 Dose gewürfelte Tomaten
Italienische Kräutermischung
1/4 l passierte Tomaten
1/2 Zwiebel
10 schwarze Oliven
150 g Schafskäse
3 Knoblauchzehen

Zubereitung:

Zuerst werden die Zwiebeln geschält und geschnitten. Die Tomaten werden mit der Tomatensauce und den Zwiebeln in einem Backofenfesten Schmortopf vermischt. Der Herd wird auf mittlerer Stufe erhitzt. Den Knoblauch in eine Knoblauchpresse geben und in die Tomatensauce drücken. Nun kann die Sauce für ca. 10 Minuten köcheln. Die Zwiebeln sollten angedünstet sein.
Das Ganze mit den Kräutern, Salz und Pfeffer abschmecken. Den Schafskäse nun

als Ganzes in die Mitte des Schmortopfs geben und vorsichtig mit einem Esslöffel in die Tomatensauce drücken. Der Käse sollte komplett mit der Sauce bedeckt sein.
Den Schmortopf in den vorgeheizten Backofen geben und bei 200 °C für c. 15 Minuten alles schmoren lassen.

Gefüllte Süßkartoffeln mit Pilzen

Zutaten für 2 Personen:

1 EL Honig
2 Süßkartoffeln
1 EL Balsamico
3 EL Öl
1/2 Dose Kidneybohnen
Salz und Pfeffer
Butter
300 g Pilze
1 Frühlingszwiebeln
Für den Dip:
frische, fein gehackte Kräuter nach Geschmack
100 g saure Sahne
Salz und Pfeffer
1 TL Zitronensaft

Zubereitung:

Zuerst wird der Ofen auf 160 °C vorgeheizt.
Danach werden Öl und Salz in eine Schüssel gegeben und die Kartoffeln werden damit eingerieben. Die Süßkartoffeln

anschließend in den Backofen geben und dort für ca. 40 Minuten backen lassen.
In der Zwischenzeit die Pilze putzen und in viertel schneiden. Die Zwiebeln werden geschält und in kleine Würfel geschnitten. In einer Pfanne die Butter schmelzen lassen und die Pilze zusammen mit den Zwiebel anbraten. Alles mit Salz und Pfeffer würzen. Die Kidneybohnen werden abgegossen und zu den Pilzen in die Pfanne gegeben. Zum Schluss werden der Balsamico und der Honig hinzugegeben. Die Flüssigkeit sollte nun gut eingekocht werden.
Für den Dip wird die saure Sahne mit dem Zitronensaft, Salz und Pfeffer verrührt. Diese nun mit den Kräutern nach Wahl würzen.
Die gebackenen Süßkartoffeln aus dem Backofen nehmen und der Länge nach aufschneiden. Die Hälften werden mit der Pilz - Bohnen - Mischung gefüllt. Zum Schluss nochmals alles mit Salz und Pfeffer würzen und mit dem Dip zusammen servieren.

Pfannkuchen mit Pilzen

Zutaten:

Petersilie
125 g Mehl
100 ml Sahne (alternativ Kochsahne)
250 g Milch
1/2 EL Tomatenmark
2 Eier
250 g braune Champignons
Salz und Pfeffer
1 große Zwiebel
Zucker
125 g gewürfelter Bacon
Öl

Zubereitung:

Das Mehl in eine Schüssel sieben und mit der Milch, Salz, einer Prise Zucker und den Eiern zu einem Teig verrühren. Der Teig wird dünnflüssig. Danach muss der Teig für ca. 15 Minuten quellen. Nach Ablauf der Zeit werden aus dem Teig 4 Pfannkuchen in einer Pfanne gebacken. Sollte der Teig nach dem Quellen zu dick

geworden sein, kann dieser mit Milch oder Sprudelwasser verdünnt werden.
Die fertigen Pfannkuchen werden mit den Tellern in den Backofen bei 60° C gestellt, damit diese warm bleiben.
Den Bacon in einer Pfanne mit etwas Öl anbraten. In der Zwischenzeit die Zwiebeln würfeln und diese mit in die Pfanne zum Andünsten geben. Die Champignons werden geputzt und anschließend geviertelt. Die Champignons werden ebenfalls mit in die Pfanne gegeben und kurz mit gebraten. Alles mit Salz und Pfeffer würzen. Danach wird das Tomatenmark untergerührt und die Sahne wird beigefügt. Alles aufkochen und kurz weiter kochen lassen. Danach alles nochmals abschmecken und die gehackte Petersilie hinzugeben.
Die Pfannkuchen werden auf Teller verteilt und 1/4 wird mit der Füllung bestrichen. Danach wird die Füllung mit dem Pfannkuchen über klappt. Das wird mit jedem Pfannkuchen wiederholt.

Wildlachsfilet mit leckerer Walnusskruste

Zutaten für 2 Personen:

Zitronensaft
300 g Fischfilet (Wildlachsfilet)
Salz und Pfeffer
20 g Walnüsse
1 EL geriebener Parmesan
2 Stiele Petersilie
1 EL Paniermehl
25 g Halbfettmargarine

Zubereitung:

Zuerst wird das Wildlachsfilet gewaschen und trocken getupft. Danach wird dieses mit Salz, Pfeffer und dem Zitronensaft gewürzt. Die Walnusskerne zusammen mit der Petersilie grob gehackt. Die gehackten Walnusskerne werden jetzt mit der Petersilie, dem Parmesan, dem Paniermehl und der Margarine verknetet. Die Panade mit Salz und Pfeffer würzen. Die Fischfilets werden in eine Auflaufform gelegt und mit der Nusspanade bestrichen. Die Panade jetzt noch gut andrücken und alles in dem vorgeheizten Backofen bei 160 ° C Umluft für ca. 25 Minuten garen.

Pasta mit Lachs in Avocadosoße und Zucchini

Zutaten für 2 Personen:

1 Knoblauchzehe
150 g Pasta
50 g Schmand (alternativ saure Sahne)
1 reife Avocado
200 g Wildlachsfilet
1 halbe Zucchini

Zubereitung:

Als Erstes wird in einem Topf Wasser zum Kochen gebracht. Darin wird die Pasta für ca. 8 Minuten gekocht.
In der Zwischenzeit wird das Wildlachsfilet in Würfel geschnitten. Die halbe Zucchini wird nochmals halbiert und in dünne Scheiben geschnitten. Das Lachsfilet wird mit den Zucchinischeiben auf mittlerer Hitze für ca. 8 Minuten in einer Pfanne angebraten. Nach ca. 4 Minuten muss das Lachfilet gewendet werden.
Währenddessen wird die Soße vorbereitet. Hierzu wird die Avocado entkernt und das

Fruchtfleisch in eine Schale gegeben. Das Fruchtfleisch mit einer Gabel zerdrücken. In das zerdrückte Fruchtfleisch werden jetzt 1 - 2 Esslöffel Schmand hinzugegeben. Die Knoblauchzehe wird halbiert und eine Hälfte wird sehr fein geschnitten und ebenfalls hinzugefügt. Die Soße kann als Alternative auch in den Mixer gegeben und dort zerkleinert werden. Sobald die Nudeln fertig gekocht sind, werden diese mit der Soße in die Pfanne zu dem Wildlachsfilet gegeben. Alles zusammen verrühren und anschließend servieren.

Spinat - Lachs - Rolle

Zutaten für 6 Personen:

etwas Zitronensaft
125 g Spinat
Parmesan
4 Eier
Salz und Pfeffer
50 g geriebener Käse
200 g Kräuterfrischkäse
250 g Räucherlachs

Zubereitung:

Zuerst werden die Eier schaumig geschlagen. Anschließend wird der Spinat, Käse, Salz und Pfeffer untergemischt.
Danach wird ein mit Backpapier ausgelegtes Backblech mit dem Parmesan bestreut und die Eier - Spinat - Masse wird darauf verteilt. Die Masse wird nun für 10 Minuten bei 200°C gebacken. Nach Ablauf der Backzeit muss die Masse erkalten und wird umgedreht. Der Kräuterfrischkäse wird auf die Parmesanseite gestrichen. Der Lachs wird darauf verteilt und mit Zitro-

nensaft beträufelt. Zum Schluss wird alles fest gerollt und in eine Klarsichtfolie gewickelt. Die Rolle muss nun für mindestens 6 Stunden kühl gestellt werden. Danach kann diese in Scheiben geschnitten werden.

Schafskäse - Tomaten - Spinat mit Spaghetti

Zutaten für 4 Personen:

Olivenöl zum Braten
500 g Nudeln
2 EL getrockneter Oregano
450 g tiefgekühlter Blattspinat
gemahlener Muskat
1 mittelgroße Zwiebel
Kräutersalz und Pfeffer
1 Knoblauchzehe
4 Tomaten
100 g süße Sahne
200 g Schafskäse
100 g Schmand (alternativ saure Sahne)

Zubereitung:

Der Spinat wird aufgetaut. In der Zwischenzeit werden die Zwiebel und die Knoblauchzehe geschält und in Würfel geschnitten. Diese werden in einer Pfanne mit etwas Öl angebraten. Der aufgetaute Spinat wird ausgedrückt und zerrupft. Sehr dicke Stiele werden entfernt und der

Spinat wird zu der Zwiebel und dem Knoblauch in die Pfanne gegeben. Dieser wird kurz mit angedünstet. Danach wird der Schafskäse darüber gebröselt und alles wird umgerührt. Nun werden die Nudeln nach Packungsanweisung gekocht. Die Tomaten werden in Viertel oder je nach Größe in Achtel geschnitten. Sobald der Schafskäse in der Pfanne cremig wird, den Pfanneninhalt mit der süßen Sahne und dem Schmand ablöschen. Der Spinat wird nun unter gelegentlichem Rühren kurz köcheln gelassen. Kurz vor dem Servieren werden die Tomaten hinzugegeben. Die fertige Soße wird zum Schluss noch mit dem Kräutersalz und Pfeffer sowie dem Oregano gewürzt. Die fertig gekochten Nudeln werden mit in die Pfanne gegeben und verrührt. Danach kann das Gericht serviert werden.

Grünkohl mit Räuchertofu

Zutaten für 6 Personen:

Salz und Pfeffer
1 kg gehackter Grünkohl (frisch oder tiefgekühlt)
100 ml mittelscharfer Senf
1 kg vorwiegend fest kochende Kartoffeln
70 g Butter (alternativ Pflanzenfett)
500 g Zwiebeln (alternativ Schalotten)
3 EL Gemüsebrühe
400 g Räuchertofu
400 ml Wasser

Zubereitung:

Zuerst werden die Zwiebeln geschält und in feine Würfel geschnitten. In einer Pfanne werden 50 g der Butter zum Schmelzen gebracht und die Zwiebelwürfel werden darin glasig angeschwitzt. Danach wird der Grünkohl hinzugegeben und leicht mit angedünstet. Das Ganze mit Wasser ablöschen und die Gemüsebrühe hinzugeben. Bei mittlerer Hitze alles köcheln lassen.

In der Zwischenzeit werden die Kartoffeln geschält und in kleine Würfel geschnitten. Die Kartoffelwürfel in kaltes Wasser geben und ruhen lassen. Währenddessen den Räuchertofu in kleine Würfel schneiden und in einer separaten Pfanne mit der restlichen Butter kross anbraten.
Nachdem der Grünkohl für ca. 45 Minuten geköchelt ist, die eingeweichten Kartoffelwürfel hinzugeben und alles noch mal für 20 Minuten weiter köcheln lassen. Danach wird der kross angebratene Räuchertofu hinzugegeben und nochmals für 15 Minuten alles kochen lassen. Zum Schluss wird das Gericht mit dem Senf, Salz und Pfeffer abgeschmeckt.

Grünkohl - Suppe

Zutaten für 6 Personen:

Muskat
750 g Grünkohl
Salz und Pfeffer
350 g Kartoffeln
1 l kräftige Gemüsebrühe
1 Zwiebel
1 EL Créme fraîch
3 Möhren
50 g Butter
1 Knoblauchzehe

Zubereitung:

Zuerst wird der Grünkohl, gewaschen und in Salzwasser blanchiert. Danach werden die Kartoffeln zusammen mit den Möhren geschält. Diese grob würfeln und zur Seite stellen. Die Zwiebel sowie den Knoblauch schälen und anschließend die Zwiebel in Würfel schneiden und den Knoblauch hacken. In einer Pfanne etwas Butter erhitzen und die Zwiebel mit dem Knoblauch darin andünsten. Danach die geschnitte-

nen Möhren und Kartoffeln sowie den Grünkohl hinzugeben. Alles kurz andünsten lassen und die Brühe hinzugeben. Anschließend wird alles weich gekocht. Zum Schluss wird das Ganze mit einem Pürierstab püriert und das Créme fraîch wird eingerührt.
Als Tipp: Wer möchte, kann Würstchen oder frisches Lachsfilet dazu servieren.

Curry Grünkohl mit Kartoffeln

Zutaten für 2 Personen:

1 TL Zimt
300 g Grünkohl
2 gestrichene EL Currypulver
5 mittelgroße Kartoffeln
1 gestrichener EL Gemüsebrühe
1 dicke Zwiebel

Zubereitung:

Zuerst wird die Zwiebel geschält, klein geschnitten und in etwas Öl glasig angedünstet. Die Kartoffeln werden geschält und gewürfelt. Danach werden die Kartoffelwürfel zu der Zwiebel gegeben. Nun so viel Wasser hinzugeben, bis die Kartoffeln reichlich bedeckt sind. Den Grünkohl waschen klein hacken und ebenfalls dazugeben. Zum Schluss kommen die Gemüsebrühe, das Currypulver und der Zimt hinzu. Alles für 30 Minuten kochen lassen und nochmals gut abschmecken.

Schafskäse mit Mangold

Zutaten für 4 Personen:

Salz und Pfeffer
1 Zwiebel
1 EL gekörnte Brühe
4 Knoblauchzehen
1 Becher Joghurt
1 kg Mangold
1 Becher Sauerrahm (alternativ Sauermilch)
200 g Schafskäse
3 EL Sonnenblumenöl

Zubereitung:

Die Zwiebel und die Knoblauchzehen werden zuerst fein gewürfelt. Anschließend werden diese in einer Pfanne mit Sonnenblumenöl angedünstet. Der Mangold wird in feine Streifen geschnitten und blanchiert. Dieser wird dann zu den Zwiebeln und dem Knoblauch in die Pfanne gegeben und für ca. 10 Minuten angedünstet. Danach wird alles mit der Brühe, Salz und Pfeffer gewürzt. Der Schafskäse wird gewürfelt und ebenfalls zu dem Mangold in die Pfanne gegeben. Zum Schluss wird der Sauerrahm untergerührt.

Mangold mit Linsen und Curry

Zutaten für 2 Personen:

Salz
250 g Mangold
1/2 TL Kurkuma
250 g rote Linsen
1 TL Kreuzkümmel
2 Zwiebeln
2 EL Zitronensaft
2 Knoblauchzehen
1 ca. 2-3 cm größer Ingwer
2 EL Sesam
400 ml Gemüsebrühe
2 EL Kokosmilch
2 EL Butter

Zubereitung:

Zuerst wird der Mangold geputzt und gewaschen. Die Stiele des Mangolds werden gewürfelt und die Blätter in Streifen geschnitten. Nun werden die Zwiebeln, die Knoblauchzehen und der Ingwer geschält. Die Zwiebeln werden gewürfelt und die

Knoblauchzehen sowie der Ingwer werden gehackt. Die Linsen werden in einem Sieb durchgespült und abtropfen gelassen.
Die Butter wird in einer Pfanne erhitzt und die Zwiebeln, Knoblauchzehen und der Ingwer werden darin glasig angedünstet. Nun wird der Sesam, der Kurkuma und der Kreuzkümmel hinzugegeben und kurz gebraten. Die abgetropften Linsen mit dem Mangold, der Kokosmilch und der Gemüsebrühe hinzufügen und gut verrühren. Alles mit Salz würzen und nochmals bei mittlerer Hitze für ca. 15 Minuten kochen lassen.
Das Linsen - Mangold - Curry vor dem Servieren mit Zitronensaft und Salz abschmecken.

Fitsalat mit Tomaten und Avocado

Zutaten für 4 Personen:

Pfeffer und Chili aus der Mühle
1 Tasse Quinoa
1 Schuss Olivenöl
Wasser nach Bedarf
1 TL Salz
1 Salatgurke
1 1/2 Bund Petersilie
1 Avocado
10 Cocktailtomaten

Zubereitung:

Den Quinoa in einem Sieb waschen und in einen Topf geben. Danach so viel Wasser in den Topf geben, bis die Quinoa mit Wasser bedeckt ist. Den Quinoa nun für 20 Minuten kochen. In der Zwischenzeit die Tomaten, die Salatgurke und die Avocado würfeln und die Petersilie hacken.
Nach Ablauf der 20 Minuten sollte der Quinoa die Konsistenz von weichem Reis haben. Danach wird der Quinoa unter

Wasser abgebraust. Damit der Quinoa trockener und lockerer wird das Sieb auf ein Küchenkrepp stellen. Den Quinoa mit der Petersilie und dem gewürfelten Gemüse vermischt. Jetzt wird das Ganze mit Salz und Pfeffer sowie Olivenöl und Chili abgeschmeckt.

Hähnchen auf Mangold - Avocado Salat

Zutaten für 2 Personen:

1 EL Wasser
25 g frischer Ingwer
3 EL frisch gepresster Zitronensaft
1 rote Chilischote
1 reife Avocado
6 EL Olivenöl
1 kleine reife Mango
2 Hähnchenbrüste (je 150 g)
1 kleine Radicchio
Salz und frisch gemahlener Pfeffer
1 EL Sesam
1/2 TL Paprikapulver (edelsüß)
3 TL Honig
4 Stiele Thymian

Zubereitung:

Zuerst wird der Ingwer geschält und in Scheiben geschnitten. Die Chilischote wird eingeritzt. In einer Pfanne werden 2 EL Öl erhitzt. Die Hähnchenbrüste werden mit Salz und dem Paprikapulver gewürzt und

anschließend zusammen mit dem Ingwer, der Chilischote und dem Thymian für ca. 5 Minuten bei mittlerer Hitze hellbraun angebraten. Danach werden 2 TL Honig darüber geträufelt und je nach Belieben kann der Sesam darüber gestreut werden. Im vorgeheizten Backofen wird alles bei 180°C Umluft für 10 - 15 Minuten auf der mittleren Schiene gebraten.
In der Zwischenzeit wird der Radicchio geputzt, gewaschen und die Blätter werden grob gezupft. Die Mango wird geschält und das Fruchtfleisch wird von dem Stein geschnitten. Anschließend wird das Mangofruchtfleisch in Würfel geschnitten. Die Avocado wird halbiert, damit der Stein herausgelöst werden kann. Das Fruchtfleisch der Avocado wird in Scheiben geschnitten und mit 1/2 EL Zitronensaft beträufelt.
Für das Salatdressing werden 2 1/2 EL Zitronensaft mit 1 TL Honig, Pfeffer und 1 EL Wasser verrührt. Darunter werden nun 4 EL Öl untergerührt. Die Radicchio, die Mango und die Avocado werden auf einem Teller angerichtet und mit dem Dressing beträufelt. Die fertige Hähnchenbrust wird in Scheiben geschnitten und auf dem Sa-

lat angerichtet.

Zucchini Kurkuma Suppe

Zutaten für 4 Personen:

1/2 TL Kurkuma
2 klein geschnittene Zwiebeln
Muskat
3 kleine Zucchini
Salz und Pfeffer
1 l Brühe
2 Kartoffeln
150 g Schmand
1 Schmelzkäse

Zubereitung:

Die klein geschnittenen Zwiebeln in Butter glasig dünsten. Die Zucchinis werden gewaschen und trocken getupft. Anschließend werden diese zu den Zwiebeln gerieben. Alles mit der Brühe abgießen und den Schmand sowie den Schmelzkäse hinzufügen. Die Kartoffeln werden geschält und gerieben. Diese werden ebenfalls dazugegeben. Zum Schluss wird das Ganze mit Muskat, Kurkuma, Salz und Pfeffer abgeschmeckt. Nun muss die Suppe ca.

20 Minuten köcheln, bevor sie serviert werden kann.

Süßspeisen

Avocado Käsekuchen

Zutaten für einen Kuchen

Für den Boden:
35 g Kokosöl
100 g Pekannüsse
30 g Kakaopulver
150 g Datteln
25 g Kakaoraspel
Für den Belag:
125 mal Agavensirup
560 g Fruchtfleisch von Avocados (ca. 5 - 6 Stück)
90 g Kokosöl
125 ml Zitronensaft (alternativ Limettensaft)

Zubereitung:

Eine Springform mit 18 - 20 cm Durchmesser mit Backpapier auslegen (den Boden sowie die Seiten).
Das Kokosöl zerlassen und abkühlen las-

sen, bis es Zimmertemperatur hat.
Für den Boden: Die Pekannüsse, das Kokosöl, die Datteln, das Kakaopulver und die Kokosraspeln mithilfe einer Küchenmaschine zu einer krümeligen Masse vermischen. Die Masse wird auf den Boden der Springform verteilt und gleichmäßig angedrückt. Die Springform in den Kühlschrank stellen.
Für den Belag: Mit der Küchenmaschine werden alle Zutaten glatt gerührt. Die Springform wird aus dem Kühlschrank genommen und die glatt gerührten Zutaten werden auf dem Kuchenboden verteilt. Anschließend wird der Belag glatt gestrichen.
Der fertige Käsekuchen muss nun für mindestens 4 Stunden im Kühlschrank kühlen. Bevor der Käsekuchen serviert wird, muss dieser vorsichtig aus der Form gelöst werden.

Schoko - Avocado - Creme

Zutaten für 4 Personen:

Für den Boden:
10 g Kakaopulver
40 g Kokosraspeln
20 g Süßungsmittel (z.B. Ahornsirup)
Für die Creme:
20 g Kakaopulver
250 g Avocado Fruchtfleisch (ca. 2 Avocados)
30 g zerlassenes Kokosöl
250 g reife Bananen (ca. 2 Stück)
40 g Süßungsmittel (z.B. Reissirup)

Zubereitung:

Für den Boden werden alle Zutaten miteinander vermischt. 2/3 der Masse wird auf dem Boden von Dessertgläsern verteilt und angedrückt. Die restlichen 1/3 der Masse werden für das Topping zur Seite gestellt. Um die Creme herzustellen, werden alle Zutaten, bis auf das Kakaopulver in einen Mixer gegeben. Die Zutaten werden dann zu einer glatten Creme püriert.

In die Dessertgläser wird die Hälfte der Creme verteilt. Zu der restlichen Hälfte wird das Kakaopulver gegeben und nochmals püriert. Nun wird auch die Kakaocreme in die Gläser verteilt. Die zur Seite gestellten Bodenkrümel werden nun darüber gestreut. Das Dessert muss nun für eine Stunde kühl gestellt werden.

Nuss - Riegel

Zutaten für 16 Portionen:

20 g Kokosraspeln
60 g Mandeln
100 g 70% Zartbitterschokolade
60 g Kürbiskerne
80 g gepuffter Amarant
10 softe und entkernte Datteln
1 TL Zimt
250 g Nussmus (alternativ Mandelmus, Erdnussbutter oder Cashewmus)
2 TL Kokosöl

Zubereitung:

Zuerst werden alle Nüsse und Saaten in einer Pfanne geröstet. Die Datteln werden klein geschnitten und mit dem Kokosöl, dem Zimt und dem Nussmus vermischt. Danach werden die gerösteten Nüsse und die geröstete Saat hinzugegeben. Zum Schluss wird der Amarant untergerührt. Die Masse wird jetzt auf eine mit Backpapier ausgelegte Form gegeben und feste angedrückt. Nun wird die Schokolade geschmolzen und über die Masse verteilt. Zum Verzieren werden die Kokosraspeln darüber gegeben. Das Ganze muss nun für zwei Stunden kaltgestellt werden.

Danach können die Riegel in die gewünschte Größe geschnitten und serviert werden.

Haftungsausschluss

Die Umsetzung aller enthaltenen Informationen, Anleitungen und Strategien dieses Buchs erfolgt auf eigenes Risiko. Für etwaige Schäden jeglicher Art kann der Autor aus keinem Rechtsgrund eine Haftung übernehmen. Für Schäden materieller oder ideeller Art, die durch die Nutzung oder Nichtnutzung der Informationen bzw. durch die Nutzung fehlerhafter und/oder unvollständiger Informationen verursacht wurden, sind Haftungsansprüche gegen den Autor grundsätzlich ausgeschlossen. Ausgeschlossen sind daher auch jegliche Rechts- und Schadensersatzansprüche. Dieses Werk wurde mit größter Sorgfalt nach bestem Wissen und Gewissen erarbeitet und niedergeschrieben. Für die Aktualität, Vollständigkeit und Qualität der Informationen übernimmt der Autor jedoch keinerlei Gewähr. Auch können Druckfehler und Falschinformationen nicht vollständig ausgeschlossen werden. Für fehlerhafte Angaben vom Autor kann keine juristische Verantwortung sowie Haftung in irgendeiner Form übernommen werden.

Urheberrecht

Impressum

Kontakt: Nancy Troike /Berlin
Covergestaltung: Germancreativ
Coverfoto: Depositphotos.com
Taschenbuch wird gedruckt bei: Amazon Media EU S.á r.l., 5 Rue Plaetis, L- 2338, Luxembourg

38124918R00068

Printed in Poland
by Amazon Fulfillment
Poland Sp. z o.o., Wrocław